DES

ABCÈS AIGUS ENKYSTÉS

DE LA LANGUE

PAR

Le Docteur A. MAGNE

DE L'UNIVERSITÉ DE PARIS

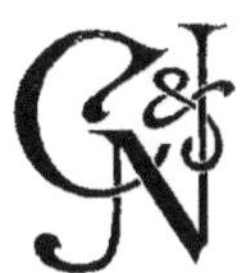

PARIS

GEORGES CARRÉ et C. NAUD, ÉDITEURS

3, rue Racine, 3

1898

DES

ABCÈS AIGUS ENKYSTÉS

DE LA LANGUE

PAR

Le Docteur A. MAGNE

DE L'UNIVERSITÉ DE PARIS

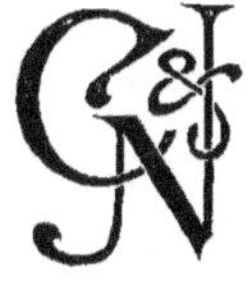

PARIS

GEORGES CARRÉ et C. NAUD, ÉDITEURS

3, rue Racine, 3

—

1898

A LA MÉMOIRE DE MON PÈRE

LE DOCTEUR HENRI MAGNE

Ex-interne en pharmacie
Lauréat (Grand Prix) des hôpitaux de Paris

A MA MÈRE

MEIS ET AMICIS

A MES MAITRES DANS LES HOPITAUX

A MON PRÉSIDENT DE THÈSE

MONSIEUR LE PROFESSEUR TILLAUX

Chirurgien de la Charité
Membre de l'Académie de Médecine
Commandeur de la Légion d'honneur

AVANT-PROPOS

L'étude des collections purulentes enkystées de la langue présente de nombreuses lacunes. Le sujet est à peine indiqué dans les traités, ou les travaux d'ensemble les plus récents.

Les rares observations que l'on rencontre dans les compte rendus des Sociétés Savantes et dans les publications périodiques montrent bien l'indécision qui règne sur ce sujet.

Aussi, deux cas originaux que M. le docteur Arrou, chirurgien des hôpitaux, a bien voulu nous signaler, nous ont donné l'idée de rechercher les cas analogues et de voir quelle opinion les différents auteurs avaient émise sur leur pathogénie.

Enfin, nous avons étudié à quelles causes, à quelles conditions, leur existence et leur développement pouvaient être attribués.

Nous terminerons notre étude en indiquant les différents traitements auxquels ces collections ont été soumises, nous réservant d'en apprécier l'opportunité et les indications.

Mais avant d'aborder notre sujet, nous tenons, et nous

éprouvons à cela un réel plaisir, à payer ici le tribut de notre sincère reconnaissance aux maitres qui nous ont guidé dans nos études médicales.

Nous prions M. le professeur Guyon, MM. les docteurs De Beurmann, Barth, Audhoui, Quénu, Lucas-Championnière, Porak et Bilhaut, de croire à toute notre reconnaissance pour la bienveillance qu'ils nous ont toujours témoignée.

M. le docteur Arrou nous a fourni les éléments de ce travail et nous a guidé de ses sages conseils au cours de nos recherches; nous lui adressons le témoignage de notre affectueuse gratitude.

M. le professeur Tillaux a bien voulu nous faire l'honneur d'accepter la présidence de cette thèse. Qu'il daigne agréer l'expression de notre entière reconnaissance.

INTRODUCTION

Il semblerait qu'il fût commun de rencontrer dans la langue des suppurations collectées, limitées et ne s'étendant pas à toute l'étendue de l'organe. Et cependant, malgré nos recherches les plus minutieuses, nous n'avons pu réunir que cinq observations pouvant se rattacher au sujet qui nous intéresse.

C'est qu'en effet, la langue est une masse charnue constituée en plus grande partie par des muscles dont les fibres, s'entrecroisant dans tous les sens, laissent bien peu de place au tissu cellulaire, le plus susceptible d'inflammation.

« D'ailleurs, nous dit Bouchard, bien que la bouche soit un des milieux de l'économie où les microbes pathogènes de toute nature se trouvent dans les conditions les plus favorables à leur développement, cependant nous devons constater qu'il existe de nombreuses causes évidemment très complexes d'innocuité, dont beaucoup sans doute nous échappent encore, mais dont quelques-unes nous sont déjà connues. C'est ainsi que les travaux de Metchnikoff sur la phagocytose en général, et ceux de Heindenhain, Ribbert, Bizzozero, Stœber, et quelques autres sur le phagocytisme normal qui s'exerce à la surface du tube digestif, nous autorisent à admettre que l'une des principales raisons pour lesquelles les microbes phlogogènes parvenus accidentellement dans la bouche avec l'air inspiré, les substances alimentaires, les objets quelconques introduits dans la bouche etc... y demeurent inoffensifs, c'est que la muqueuse buccale, perpétuellement en état de défense active, s'oppose à leur invasion. Son revêtement épithélial ne suffirait pas à la préserver ; mais dans la couche sous-jacente, certaines cellules veillent et détruisent les microbes pénétrant dans les cellules épithéliales avant qu'ils aient le temps de nuire. Cette fonction phagocytaire constante, physiologique, s'accomplit silencieusement au niveau de cette région si riche en tissu lymphoïde, et son activité peut varier dans des limites assez étendues, en raison du nombre des micro-organismes à détruire ».

« Quoi qu'il en soit, il se passe pour la langue et toute la cavité buccale ce qu'on peut constater d'ordinaire en dehors des infections à haute spécificité. Les microbes jouent dans leur pathogénie un rôle nécessaire, que leur quantité et leur qualité éventuelle favorisent, mais qui ne s'exerce guère qu'à la condition de trouver un terrain en état de réceptivité.

La moindre plaie de la muqueuse linguale peut suffire à réaliser cette condition. Qu'à la suite d'un traumatisme, d'une brûlure, d'une lésion quelconque, de l'action d'un certain nombre d'agents chimiques mis en contact avec la muqueuse, le revêtement épithélial vienne à faire défaut, celle-ci, privée d'un de ses moyens de défense naturels, risquera de ne pouvoir s'opposer à l'action des agents infectieux ».

D'autre part, la muqueuse linguale riche en glandes en grappes et en follicules clos sera plus susceptible de donner naissance à des kystes glandulaires qui pourront suppurer.

La formation de l'organe lui-même qui a été si remarquablement étudiée dans la thèse de M. Cusset, nous donnera l'explication de ces tumeurs renfermées dans le corps de la langue et dont le développement parfois si longtemps entravé prend tout d'un coup des proportions inattendues.

Enfin, il nous a paru utile de signaler un cas de suppuration de la langue, très limitée, qui mérite d'attirer l'attention à cause de son étiologie un peu particulière et bien précise, et de l'allure clinique qu'elle a présentée.

ANATOMIE PATHOLOGIQUE ET PATHOGÉNIE

L'étude anatomo-pathologique des collections purulentes enkystées de la langue ne paraît pas présenter de grandes difficultés.

Les analyses bactériologiques qui ont pu être faites dans le but de déterminer la nature de ces collections, ont démontré qu'il s'agissait bien là de colonies microbiennes dans lesquelles on a vainement cherché le bacille de Koch. D'ailleurs, la marche seule de ces tumeurs, nous permettait d'affirmer que nous n'avions pas affaire à une lésion d'origine tuberculeuse.

Nous sommes porté à croire, que dans la plupart des cas que nous avons rapportés, nous nous sommes trouvé en présence de tumeurs d'origine kystique qui ont suppuré, soit à la suite d'une communication avec l'extérieur, soit peut-être à la suite d'une ulcération de la membrane qui les enveloppait et les délimitait.

Quant à leur siège, nous ne pouvons guère le préciser d'une manière absolue. Sur la face inférieure de la langue, la muqueuse ne présente pas de caractères particuliers et se comporte de la même façon que la muqueuse buccale. Il n'en est pas de même sur la face dorsale ; là, en effet, elle donne attache à des fibres musculaires par sa face profonde, et offre, à sa face libre, des papilles qui lui donnent un aspect caractéristique. De plus, elle est recouverte de parties glandulaires de deux sortes, les glandes en grappes et les follicules clos.

Les follicules clos, du volume d'un grain de millet, siègent dans la portion pharyngienne de la langue. Les glandes en grappes occupent la face dorsale de la base, la partie postérieure des bords et la face inférieure de la pointe. Elles s'agglomèrent surtout en deux endroits ; en avant, c'est la glande de Blandin ou de Nuhn, s'ouvrant par quatre ou cinq conduits excréteurs sur la face inférieure de la langue ; en arrière, ce sont les glandes de Weber, placées au niveau des extrémités antérieures des branches du V lingual.

Les artères viennent de la linguale.

La muqueuse linguale est très vasculaire et ses capillaires ne communiquent pas sur la ligne médiane. Les veines vont aux veines linguales. Les lymphatiques, très nombreux dans la muqueuse se rendent aux ganglions profonds de la région sous-hyoïdienne.

Quoi d'étonnant, que dans ces conditions, sous l'influence d'un processus inflammatoire, il se forme dans la cavité même des glandes une tumeur kystique.

Le développement de ces tumeurs a été bien mis en lumière par la note de M. Chaslin, *Progrès Médical* (1886, p. 227.) Il s'agit d'un kyste de la base de la langue, trouvé à une autopsie faite par M. le professeur Cornil.

« Le kyste de la grosseur d'un pois, transparent et clair, siégeait à la partie droite du V lingual. La pièce, durcie par les procédés classiques, a fourni des préparations qui ont présenté ce qui suit, après avoir fait les coupes perpendiculairement à la surface linguale.

« La paroi est formée de tissu conjonctif qui est en rapport sur les côtés avec les muscles de la langue ; à la partie supérieure, la paroi très mince disparaît sur un certain point et la muqueuse linguale est en contact direct avec l'épithélium du kyste. La paroi dans la profondeur du kyste est infiltrée, sur une étendue, de petites cellules rondes.

« Ces cellules font très probablement partie d'un amas folliculaire refoulé par le kyste, comme le semble démontrer une des préparations où l'on voit un follicule nettement circonscrit à côté du kyste.

L'épithélium de revêtement est polymorphe ; dans certains endroits, plusieurs rangées de cellules allant, comme forme, de la circulaire à la cylindrique, supportent une couche de cellules cylindriques basses à plateau surmonté de cils vibratiles.

« Le mode du développement de ce kyste a été indiqué par une série de préparations qui ont montré, qu'à la partie profonde du kyste, il y avait une glande acineuse muqueuse qu'on ne voyait pas sur les premières coupes.

« On voit nettement, en comparant et en superposant par la pensée ces préparations, que c'est une dilatation aux dépens du conduit excréteur de cette glande, d'ailleurs intacte sauf en quelques points. »

Voilà pour *les kystes glandulaires*. Mais, comme nous l'avons déjà dit dans notre avant-propos, la formation de la langue nous donnera l'explication de certaines tumeurs incluses dans le corps de la langue, et nous ne saurions mieux faire que d'en rapporter ici la belle description que M. le docteur Cusset en a faite dans sa thèse.

« Le premier arc branchial est destiné à la production de la face, concomitamment avec un autre bourgeon médian (bourgeon frontal).

« Il naît, comme on l'a vu, du quatrième au quinzième jour de la vie intra-utérine, aux dépens d'une petite masse blastémique en forme de bourgeon, située dans la région de la base du crâne, correspondant au futur corps du sphénoïde antérieur. Par une croissance beaucoup plus rapide que celle des autres arcs branchiaux, il s'avance vers la ligne médiane, où il se soude avec celui du côté opposé, formant ainsi un arc fermé dans lequel naîtra le maxillaire inférieur.

Le maxillaire inférieur donne naissance à trois arcs secondaires.....

« ..... Ajoutons encore, pour être complet, que dans le point correspondant à la soudure du maxillaire inférieur, on voit apparaître deux petits tubercules, un de chaque côté, qui, en se soudant l'un à l'autre, forment un bourgeon triangulaire, c'est le premier rudiment de *la langue*. Ce bourgeon devient ensuite plus arrondi et s'allonge en un cône charnu, qui conserve toujours les traces d'une soudure médiane ; il se fléchit en avant, et sa base devenant de plus en plus large, écarte ainsi de plus en plus les deux premiers arcs branchiaux l'un de l'autre. De plus, en même temps que le travail d'oblitération fait disparaître les fentes interceptées par les diverses parties de cet arc, on voit les parties molles s'accroître par dessus et modifier un aspect qui, sans elles, aurait été monstrueux ».

Ceci étant connu, et si nous nous reportons à la théorie de Verneuil fort bien exposée par M. Régnier dans sa thèse inaugurale, nous voyons que la formation des kystes dermoïdes ne serait due qu'à un vice de soudure des fentes de l'appareil branchial. Ce serait alors « un cul-de-sac de peau normale, anormalement emprisonnée dans des tissus normaux. » (Verneuil)

Et supposons que pour une cause quelconque, il se fasse, au niveau de la soudure des deux bourgeons constituant la langue, une inclusion semblable à celle qui produit les kystes dermoïdes de la queue du sourcil par exemple, dès lors, la poche kystique se trouve constituée et ses parois vont donner lieu aux mêmes productions que les bourgeons normaux. On serait peut-être tenté de croire que l'on va trouver dans l'intérieur de ces kystes tous les éléments des muqueuses. Il n'en est rien ; car nous savons, ainsi que l'a démontré M. le professeur Robin (1), que le tégument interne au niveau de la bouche... forme une muqueuse dermato-papillaire et non pas une muqueuse proprement dite ; le contenu des kystes sera constitué par les éléments de cette muqueuse spéciale.

Après les *tumeurs glandulaires et dermoïdes,* nous arrivons à une autre classe de tumeurs linguales; je veux parler *des kystes séreux et mucoïdes* à cavité unique, bien limitée qui, pour certains auteurs, se développeraient dans des cavités préexistantes dont ils constitueraient une sorte

(1) *Journal de l'Ecole de Médecine de Paris* (1874-75. p. 88).

d'hydropisie. Ces kystes s'appellent encore kystes du canal de *Bochdaleck*, car c'est Bochdaleck qui le premier les a nettement signalés et a fait intervenir dans leur genèse une occlusion d'un canal qu'il a décrit.

Ce canal, inconstant, part du foramen cœcum et s'enfonce à une profondeur variable dans la base de la langue.

Nous rapportons parmi nos observations l'histoire du malade de Verchère et Dénucé, qui présentait dans l'épaisseur de sa langue une collection purulente due vraisemblablement à l'inflammation d'un kyste du canal de Bochdaleck.

Pour être complet dans l'étude des diverses tumeurs linguales pouvant donner naissance aux collections purulentes qui font l'objet de notre travail, nous devons encore signaler *les kystes hydatiques* dont on a recueilli quelques rares observations.

Ils offrent à peu près tous les symptômes des kystes séreux et leur développement sur la langue est assez facile à comprendre. L'hydatide au lieu de cheminer dans le tube digestif pour aller se fixer tantôt dans le foie, tantôt dans le poumon, ou encore dans quelque autre organe, le rein par exemple, s'arrête dans l'extrémité supérieure de ce canal et se fixe dans l'organe qui le premier est en rapport avec elle.

Nous pensons qu'il est inutile d'insister plus longuement sur ce fait. L'hydatide en effet, en quelque endroit qu'elle se développe procède toujours de la même manière Elle se fixe en un point donné, un travail inflammatoire se fait autour d'elle, travail qui aboutit à la formation d'une poche kystique dans laquelle l'hydatide va se développer suivant des lois aujourd'hui bien connues.

Ces tumeurs de quelque nature qu'elles soient peuvent s'enflammer et aboutir à un travail suppuratif. Dans les cas de ce genre, où le kyste, pendant lontemps latent, ne se manifeste que parce qu'il s'enflamme et suppure, les cellules épithéliales de la paroi perdent leurs cils, se desquament même.

Il est alors parfois impossible de rattacher la collection purulente à un kyste de telle ou telle nature, et dans ces cas là, le diagnostic ne peut être fait qu'en s'appuyant sur des commémoratifs ayant trait au siége, à la période de début et au mode de développement de la tumeur.

ETUDE CLINIQUE

La pathogénie de la plupart des collections purulentes enkystées de la langue ne peut être bien comprise qu'à la condition d'avoir présent à l'esprit certaines conditions de développement de la cavité buccale que nous avons exposées plus haut. C'est grâce à la connaissance exacte du développement de la langue que nous pouvons comprendre la production d'un enclavement muqueux ou dermoïde à ce niveau. Si nous en jugeons par là quelques-uns des faits que nous rapportons, ce serait à la naissance ou dans la première enfance, que ces tumeurs apparaîtraient. Dans l'observation de Verchère et de Denucé, c'est dès la naissance que les parents s'aperçoivent que leur enfant est atteint d'une augmentation singulière du volume de la langue. Il en est de même pour l'observation de Wright et pour celles que M. le docteur Arrou, a bien voulu nous communiquer.

Toutefois, nous devons remarquer que dans l'observation V c'est à trente ans que la malade s'est aperçue de la présence d'une grosseur, du volume d'une noisette, située sur la ligne médiane de la langue.

Le début de cette tumeur, à un âge relativement avancé, n'a rien qui puisse nous étonner. Comme dit M. le professeur Lannelongue, l'épithète de congénital, appliquée au mot kyste, n'implique pas qu'il existe au moment même de la naissance ; elle indique seulement que son existence se rattache à un trouble de développement, trouble qui peut ne se révéler qu'à un âge fort avancé.

Ecoutons à ce sujet ce que nous disent MM. Lannelongue et Achard, dans leur traité des kystes congénitaux. — « Cette petite colonie du tégument externe, lorsqu'elle évolue en kyste dermoïde, ne suit pas toujours dans son évolution, une marche régulièrement progressive. Au contraire, il peut arriver que cette évolution se trouve arrêtée pendant une période parfois fort longue. Tel kyste dermoïde qui a passé inaperçu dans l'enfance, se développe subitement à vingt ans; tel autre, remarqué dès la naissance, reste stationnaire pendant des années, pour prendre au bout de ce temps un accroissement soudain ; la puberté a, sur ce développement, une influence réelle et souvent signalée. On a fait remarquer que les phénomènes d'exhalation et de désassimilation tendent, avec les progrès de l'âge, à devenir prédominants sur ceux d'absorption, aussi bien pour le tégument du kyste que pour le tégument externe tout entier, et on a pensé pouvoir expliquer par cette prédominance l'augmentation du volume du kyste. »

Symptômes. — Le début de ces tumeurs a passé souvent inaperçu, et, dans beaucoup de cas, on avait noté leur présence à la naissance ou peu après. Toutefois, dès que la purulence a été établie, nous voyons survenir des phénomènes inflammatoires qui présentent même certaine gravité. Tel le cas rapporté dans l'observation IV, où brusquement la tumeur, qui avait disparu depuis longtemps, reparaît et atteint rapidement de plus grandes dimensions que celles qu'elle avait auparavant. La langue s'enflamme et ne peut plus être contenue dans la bouche.

Citons encore le cas de Moure (Observation III) où la malade est brusquement prise de douleurs vives dans le côté droit de la langue, d'une certaine gène dans les mouvements. Chez les adolescents et les adultes, la tumeur, reconnue depuis un temps plus ou moins long, a été comparée par les observateurs à une noisette, une noix.

La tumeur peut atteindre un gros développement tels les cas d'Arrou, de Verchère et Denucé ; elle peut aussi garder des proportions plus minimes. Le plus souvent, elle occupe la ligne médiane.

Nous avons déjà dit que souvent ces tumeurs se développaient sans douleurs spontanées et que parfois elles gardaient des proportions très minimes. On comprendra dès lors facilement combien sont peu gênées les fonctions physiologiques de la langue et de la cavité buccale.

Cependant, dans la plupart des cas, la tumeur finit par prendre des dimensions considérables. Il en résulte alors un embarras dans la prononciation. La langue épaissie, parfois enflammée, gène alors la déglutition. La mastication est même quelquefois difficile en raison de l'oblitération de la cavité buccale par une masse assez volumineuse. Wright (Observ. II) a vu chez une fillette de six ans, une tumeur linguale assez volumineuse pour empêcher les fonctions de la bouche. La langue faisait au-devant des incisives, une saillie de deux pouces et demi. L'enfant pouvait, avec un grand effort, faire rentrer la langue dans la bouche, mais elle la laissait d'habitude pendante au dehors.

Les déformations du squelette ont été notées plusieurs fois. Chez le malade de Verchère et de Denucé, les dents incisives et les canines inférieures étaient repoussées en avant et obliques, par rapport à la gencive. Le maxillaire inférieur était repoussé de même, et si les molaires inférieures rencontraient les supérieures, il existait sur la ligne médiane, un écartement de trois centimètres, que le rapprochement des arcades dentaires ne pouvait combler.

Marche. — Ces tumeurs à leur début, avons-nous dit, passent le plus souvent inaperçues ; lorsqu'elles ont été reconnues, on constate qu'elles s'accroissent très lentement, au point de paraître quelquefois rester stationnaires pendant de longues années.

Ainsi la tumeur signalée par M. Arrou (Obs. IV) appartenant à un jeune homme de 23 ans, constatée depuis la naissance, n'a pris un accroissement rapide que dans la dernière année et même en quelques jours. Ainsi que le fait remarquer Gérard-Marchand, dans le Bulletin de la Société de Chirurgie, il est difficile d'accepter cette interprétation sous cette forme, et on se demande s'il ne s'agissait pas plutôt de phénomènes inflammatoires, d'une poussée aiguë, qui ont rendu plus évidente une tumeur existant depuis longtemps.

Dans deux de nos observations, la tumeur est venue

s'ouvrir spontanément à l'extérieur, et les interventions, si bénignes qu'elles aient été, la simple incision, par exemple, a suffi dans bien des cas pour amener une guérison définitive.

Diagnostic. — Après avoir étudié les causes et les conditions du développement des collections purulentes enkystées de la langue, il nous reste encore à passer en revue les signes qui nous permettront de les différencier des nombreuses tumeurs linguales et des suppurations que nous pourrons y rencontrer. C'est qu'en effet le diagnostic a une grande importance au point de vue du traitement.

Tout d'abord, nous devons les séparer nettement des suppurations phlegmoneuses consécutives à une *glossite aiguë*. Dans ces cas, la marche des accidents n'est plus la même. Dans la glossite, nous assistons à une série de phénomènes morbides suraigus qui se déroulent dans une période généralement très courte. En quelques heures le gonflement de la langue atteint son maximum. Les troubles de la phonation, de la mastication, de la déglutition sont beaucoup plus accentués. Ceux de la respiration, dus au refoulement de la langue en arrière, à l'œdème de la glotte, sont souvent d'une gravité extrême. Au contraire, dans les cas d'abcès enkystés, les phénomènes inflammatoires sont bien moins violents, l'infection générale à peu près nulle, et la réaction fébrile très modérée. *Enfin le diagnostic de ces deux affections est établi par notre définition, car, même dans les cas de glossite partielle, la suppuration est toujours diffuse dans la partie de la langue qu'elle occupe et n'est limitée par aucune pseudo-membrane.*

Il est une autre variété de collection purulente dont nous devons écarter celles qui nous occupent : c'est la *tuberculose profonde* de la langue ! Elle se présente, en effet, sous la forme d'une nodosité interstitielle, isolée, peu considérable, et elle évolue sans grands symptômes fonctionnels et sans douleur. Le plus souvent, il n'y a dans la langue qu'une seule de ces nodosités; mais M. H. Barth en a senti plusieurs. A un moment donné, cette nodosité se ramollit, devient fluctuante, s'ouvre à l'extérieur, et c'est à cette période que s'établit généralement une fistule. Cet abcès ne guérit que par le traitement approprié aux suppurations tuberculeuses, tandis que nos collections purulents enkystées ont guéri par simple incision. Mais dans ces cas, les sujets sont généralement tuberculeux, et c'est ce qui permet de soupçonner l'abcès froid de la langue. Sans cela le diagnostic avec un kyste, suppuré ou non, est impossible avant la ponction exploratrice et la recherche des bacilles.

Parmi les tumeurs de la langue, il en est une variété qui, par sa résolution fréquente en collection purulente, pourrait causer de fréquentes erreurs de diagnostic : je veux parler des *gommes syphilitiques*. Lorsqu'elles sont profondes ou musculaires, et qu'elles n'en sont pas encore à la période d'ulcération, elles ressemblent à toutes les tumeurs profondes et bien circonscrites. Mais il est un caractère bien spécial à leur nature : c'est la fréquence de leur multiplicité, qui donne à la palpation la sensation d'une langue « rembourrée de noisettes » selon une pittoresque expression de Ricord. De plus, les antécédents du malade et les autres lésions spécifiques co-existantes éclaireront le diagnostic, et en cas d'hésitation, on prescrira le traitement spécifique dit « pierre de touche » qui, dans ce cas, lèvera vite le moindre doute.

Nous arrivons maintenant à un groupe de tumeurs qui, bien que n'étant pas des abcès, peuvent donner lieu à de mauvaises interprétations. La confusion pourra avoir lieu pour les *lipômes*. Ils constituent une affection très rare dont il existe à peine quelques exemples. L'un des cas les plus connus du lipôme de la langue, est celui qui a été observé dans le service de Laugier à l'Hôtel-Dieu, Les lipômes de la langue ont de commun avec le cas qui nous occupe, le siège, la marche lente et indolente, la fluctuation. Mais, il y a un signe précieux qui, lorsqu'il existe, permet de les distinguer : c'est la couleur jaunâtre transparaissant sous la muqueuse amincie qui recouvre la tumeur. Lorsque cette couleur spéciale fait défaut, le diagnostic devient plus difficile et souvent même il est erroné.

Les *fibromes* de la langue pourront, eux aussi, égarer notre diagnostic. Ces tumeurs sont rares, il est vrai, moins cependant que les lipômes, et, si parfois, on ne les trouve pas à l'état de tumeur fibreuse pure, néanmoins on a signalé souvent leur présence dans un assez grand nombre de tumeurs mixtes. Leur siège est d'ordinaire à la face dorsale de la langue, et le plus souvent vers la base.

Par leur consistance, ils peuvent être classés en deux formes distinctes : les fibromes durs et les fibromes mous. Alors, suivant que leur consistance sera dure ou molle, on pourra les confondre, soit avec des kystes ou avec des gommes à la période de crudité, soit encore avec des gommes ramollies ou avec des lipômes. Je ne répéterai pas ici ce que j'ai déjà dit tant de fois, au sujet de la ponction exploratrice.

Devons-nous faire le diagnostic de nos collections purulentes enkystées de la langue avec les autres tumeurs liquides enkystées de ce même organe ? En lisant les observations que nous avons réunies dans notre thèse, il semble que nos collections ne sont pas autre chose que ces tumeurs liquides enkystées de la langue, parvenues, à la suite de causes qui nous échappent, à un degré de purulence plus ou moins avancée. Telle est aussi notre opinion. Toutefois, nous pensons que l'on peut arriver à déterminer avec une certaine précision la nature de la tumeur liquide qui a donné naissance à l'abcès ; ce sont là des notions qui pourront être d'une grande importance au point de vue du traitement et des indications opératoires.

Éliminons tout d'abord les *kystes hydatiques*, qui ont été vus bien rarement dans la langue. Une de ces observations a été publiée par Gosselin, et dans ce cas, le kyste était latéral ; dans une autre observation, appartenant à M. Reclus, la malade, âgée de 38 ans, portait un kyste situé entre les génio-glosses et proéminant vers le plancher buccal.

La ressemblance de ces tumeurs avec les *kystes séreux* est très grande, la sensation de collision qui leur est propre, est impossible à percevoir ; aussi, dans tous ces cas, le diagnostic ne pourrait être fait que par la ponction exploratrice. Quelquefois, il arrive que le kyste s'enflamme, et on croit à un abcès chaud, jusqu'au moment où on voit s'éliminer le contenu de la poche caractéristique. Mais même dans ce cas, la structure de la poche et la présence des hydatides fixeront le diagnostic.

Les *kystes dermoïdes* non suppurés sont des tumeurs congénitales ; en les palpant, la sensation que l'on éprouve est celle d'un corps ayant la consistance du mastic, et ,en outre, la muqueuse garde pendant un certain temps l'empreinte des doigts ; cette empreinte disparaît par les mouvements de la langue : ce sont là autant de signes auxquels on reconnaîtra facilement un kyste dermoïde non suppuré. Mais, lorsque le kyste sera suppuré, les caractères changeront. Le contenu, transformé en matière purulente, perdra cette malléabilité que l'on a comparée à celle du mastic ; la poche elle-même s'enflammera, et nous assisterons, comme dans l'observation IV à l'évolution de phénomènes plus ou moins aigus qui se termineront par l'ouverture spontanée de la poche et l'expulsion de son contenu. Mais, il est un caractère qui devra nous renseigner suffisamment sur la nature de cet abcès, c'est sa situation sur la ligne médiane.

Dans notre chapitre de *pathogénie, nous avons insisté longuement sur le mode de formation des kystes* dermoïdes et *sur la méthode de leur inclusion dans la langue.*

La situation exactement médiane de ces tumeurs découle, avons nous dit, *de leur mode de formation* ; et si l'on se trouve en *présence d'une tumeur siégeant exactement sur la ligne médiane, on doit aussitôt penser à la possibilité d'un kyste dermoïde.*

Le diagnostic du *kyste glandulaire* suppuré sera fait aussi d'après sa situation. Si la tumeur siège au niveau des glandes de la langue, c'est-à-dire, soit à la base de la face dorsale ou vers les extrémités antérieures des branches du V lingual, soit sur la face inférieure, vers la pointe, au niveau de la glande de Nuhn ou de Blandin, nous pourrons penser à un kyste suppuré d'origine glandulaire.

La confusion pourra souvent avoir lieu avec la *grenouillette,* qui peut offrir, avec le kyste dermoïde, bien des caractères communs : lenteur de développement, indolence, fluctuation, et dans certains cas, siège à peu près médian. Mais, quelle que soit leur variété, les grenouillettes sont des tumeurs sublinguales, sous-muqueuses, et toujours latérales. Il est cependant une espèce de grenouillette que nous jugeons nécessaire de différencier d'avec les kystes séreux et muqueux, c'est cette forme de grenouillette développée dans la bourse séreuse de Fleischmann, que M. Tillaux a remarquablement décrite dans son *Traité d'Anatomie Topographique*. Cette bourse, située sur la ligne médiane du plancher de la bouche, au-dessous de la muqueuse et au-dessus du muscle génio-glosse, derrière le canal de Wharton et les conduits de Rivinus, remonte un peu sur la face inférieure de la langue.

Les grenouillettes, qui se développent dans cette bourse, ont, dans l'immense majorité des cas, une marche tellement rapide, qu'un des malades dont parle M. Tillaux, put indiquer la minute à laquelle la tuméfaction était apparue ; de plus, elles peuvent acquérir presque instantanément le volume d'un œuf de poule ; la langue est alors fortement relevée en arrière, et ses fonctions sont considérablement troublées. Tout comme les kystes de toute autre nature, ces grenouillettes peuvent suppurer. Mais alors la rapidité de leur formation, leur développement beaucoup plus considérable seront de bons signes pour en établir le diagnostic différentiel.

PRONOSTIC

Les tumeurs kystiques suppurées qui siègent dans la langue sont le plus souvent bénignes. En effet, elles n'altèrent que très rarement la santé générale, leur marche est lente et elles ne récidivent pas à un traitement approprié si celui-ci a été soigneusement fait et si le malade s'est montré docile à tous les soins.

Parfois cependant, cas de Wrigth et de Denucé, des lésions des maxillaires dues au développement anormal de la langue ont été constatées.

Nous devons ajouter, il est vrai, qu'un traitement bien dirigé peut faire cesser toutes ces malformations et restituer au système dentaire la régularité si nécessaire au développement de tous les organes.

TRAITEMENT

Divers procédés ont été employés dans le traitement des collections purulentes enkystées de la langue, tels que l'incision simple, ou l'excision d'une partie de la poche suivie ou non de cautérisation à l'aide de divers caustiques.

La plupart des auteurs se rallient à un autre mode de traitement proposé par Blandin, et qui consiste dans l'extirpation totale de la tumeur.

Nous devons signaler, cependant, la façon de procéder que M. le docteur Arrou, chirurgien des Hôpitaux, a employée dans deux cas où il a eu à intervenir.

Dans ces deux cas, la tumeur faisant une saillie notable à la face dorsale de la langue, on s'est contenté de plonger profondément le bistouri dans le centre de la tumeur linguale, de façon à donner une large issue à la collection purulente. Un doigt étant introduit dans la plaie, les parois de la poche, qui limitait la collection, ont été détruites à l'aide d'une curette de Wolkmann. Une cautérisation légère au chlorure de zinc en solution au 1/10 assura la destruction des tissus morbides ; la cavité qui persistait après l'incision de l'abcès fut comblée avec une mèche étroite de gaze iodoformée fortement tassée.

Dès le premier pansement les parois de l'abcès ne laissaient sourdre ni la moindre goutte de pus ni même un peu de sérosité.

L'antiseptie de la bouche a été assurée par de fréquents lavages avec une solution au chloral à 2/100.

Les deux malades ont guéri avec une rapidité surprenante et n'ont pas eu la moindre tentative de récidive.

De ce que nos deux opérés ont guéri par simple incision buccale et par un simple raclage à la curette, devons-nous en conclure que ce mode de traitement est le procédé de choix dans toutes les collections purulentes enkystées de la langue ? Evidemment non.

Nous pourrons nous trouver en présence de tumeurs trop volumineuses pour être abordées par la voie buccale et nous devrons alors avoir recours à la voie sus-hyoïdienne. Ainsi que l'a montré M. Reclus, cette voie permet d'aborder facilement la tumeur; on évolue à l'aise, on manœuvre à découvert, on n'est pas gêné par les lèvres, les arcades dentaires, la langue. L'anesthésie est facile et sans danger. Mais il est une grosse objection à opposer à cette méthode, c'est la cicatrice qui résulte de cette façon de procéder. Je sais bien qu'avec des précautions antiseptiques suffisantes, on obtiendra une réunion primitive qui donnera une cicatrice linéaire à peine visible. Mais malgré tout et toutes les fois qu'on le pourra, on devra opérer de préférence par la voie buccale, cette voie qui évitera la cicatrice redoutée de tous et surtout des femmes.

OBSERVATIONS

Observation I (Verchère et Denucé). — *Bulletin de la Société anatomique* p. 1885 p. 467. — Antoine B..., âgé de 5 ans, enfant d'un caractère éveillé, d'une intelligence vive, entre à la Pitié le 9 août 1885. Ses parents qui habitent la campagne, l'ont conduit à Paris pour consulter M. Verneuil. Leur fils est atteint, depuis sa naissance, d'une augmentation singulière du volume de la langue. Dans la famille du petit malade, on ne trouve aucun fait analogue : ses parents, robustes paysans, jouissent d'une excellente santé. Les renseignements sur les antécédents du petit malade et la marche de la maladie sont fournis par le médecin de province qui l'a soigné jusqu'alors.

L'enfant a eu la rougeole il y a environ un an.

Il n'a été atteint d'aucune autre affection. Son état général, est excellent. Dès la naissance, on a pu constater que le volume de la langue était exagéré. Il semblait qu'une tumeur, occupant toute l'épaisseur de l'organe, fit surtout saillie à sa face inférieure. Aucune influence extérieure, chute, coups, blessures, n'explique l'apparition de cette tumeur dans laquelle le médecin, dès le début, a reconnu de la fluctuation. Il y a trois mois, le médecin ponctionna la langue malade, et plaça un drain traversant l'organe de part en part. Le drain fut laissé à demeure plus d'un mois sans résultat. La tumeur reprit rapidement son volume primitif, dès que les drains eurent été supprimés. En examinant l'enfant à son entrée, le 29 août, on constate que la langue fait saillie hors de la cavité buccale. Son extrémité antérieure, renflée en massue, s'avance entre les arcades dentaires et obstrue tout l'orifice buccal; à cette extrémité, l'épaisseur est d'environ trois centimètres. A la palpation, on ne peut sentir de tumeur indépendante ; l'augmentation de volume semble porter sur l'organe tout entier.

Une exploration attentive, révèle une fluctuation manifeste. La langue semble transformée en une poche liquide, dont les parois supérieures et inférieures seraient particulièrement minces. La fluctuation est perceptible en arrière jusqu'à la base. L'arcade dentaire et le maxillaire inférieur ont subi une déviation spéciale et très accentuée. Les dents incisives et canines inférieures sont repoussées en avant et obliques, par rapport à la gencive. L'os maxillaire est repoussé de même. En outre, il est abaissé, et si les molaires inférieures rencontrent les molaires supérieures, il existe sur la ligne médiane un écartement de trois centimètres, que le rapprochement des arcades dentaires ne peut combler. Cet espace est occupé par l'extrémité de la langue augmentée de volume. Le 31 août, il se fait une légère inflammation sur un des côtés de langue, vers son tiers antérieur. Peu à peu, la muqueuse amincie se perfore et donne issue à un liquide purulent, fétide. Ce liquide est louche, presque opaque.

Il se coagule en masse par l'action de la chaleur. A l'examen microscopique, on y rencontre de nombeux leucocytes granuleux, sans noyau, ou du moins à noyau absolument indistinct. L'action de l'acide acétique ne réussit que très peu à les éclaircir. Quelques hématies, très peu nombreuses, et surtout un assez grand nombre d'éléments épithéliaux, nagent encore dans les liquides. Ces éléments épithéliaux présentent en général une forme cylindro-conique ou polyédrique ; leur protoplasma est très granuleux.

Dans quelques cellules, on peut voir un noyau que le carmin teint d'ailleurs assez faiblement, et dont les contours restent très peu distincts. Le pus ayant été recueilli au moyen d'une pipette fine, introduite par le trajet fistuleux, il est certain que ces cellules proviennent bien de la cavité purulente. L'examen des lamelles préparées par le procédé d'Ehrlich, ne montre aucun bacille de Koch. La coloration des lamelles par le procédé de Gram révèle la présence dans le liquide, de quelques micro-organismes, coccus, diplococcus, ou chainettes à grains irréguliers, en un mot des bactéries communes à toutes les collections purulentes. L'écoulement du pus se faisant mal et la tumeur n'étant jamais complètement vidée, M. Richelot se décide à une intervention chirurgicale. Le petit malade étant chloroformé, la langue est transpercée de part en part avec un bistouri entrant par l'un des bords, à quelques centimètres de la pointe, et sortant par le bord opposé. Le bistouri, tenu à plat, est ramené en arrière, prolongeant les incisions vers la base, et ménageant la pointe de l'organe. Le pus s'écoule abondamment. En introduisant le doigt dans la cavité, on constate que celle-ci est vaste, qu'elle occupe presque toute l'épaisseur de la langue et qu'elle s'étend en arrière au-delà de la pointe du V lingual et jusque vers la base. Le raclage de la paroi, tenté avec la curette de Wolkmann, ne donne aucun résultat. Un drain est passé par les incisions qui sont suturées au crin de Florence ; la réunion eut lieu par première intention ; mais, quand, au bout de quinze jours, on retira les drains, la collection liquide et la tuméfaction se reproduisirent.

Le 7 octobre, M. Richelot fit une nouvelle tentative suivie cette fois d'un succès complet. Il pratiqua une incision curviligne, suivant les bords de la langue et intéressant la pointe. La langue se trouva dédoublée dans toute l'étendue de la cavité purulente. On put alors constater que sa cavité n'offrait aucun des caractères des abcès froids. La paroi était, non pas tomenteuse, mais tapissée par une membrane d'un rouge vif, consistante et lisse. Cette membrane est excisée par morceaux et enlevée tout entière. Un lambeau comprenant toute la hauteur de la pointe est compris entre deux incisions et enlevé également. La perte de sang a été peu considérable. Au cours de l'opération, on a du lier une artère linguale.

Un drain médian étant placé, toute l'étendue de l'incision est suturée au crin de Florence. Deux sutures profondes également au crin traversent la langue, de sa paroi supérieure à sa paroi inférieure.

Les jours suivants, le volume de la langue augmenta un peu par suite d'un gonflement inflammatoire notable. Tout disparut au bout de huit jours. La réunion était complète par première intention et les fils furent retirés. La langue a repris son volume normal.

Le petit malade parle et mange facilement. Les arcades dentaires sont toujours écartées à la partie moyenne.

M. Verneuil conseille la compression élastique, renouvelée chaque nuit, au moyen d'un bande en caoutchouc.

Le 16 octobre, Antoine B... sort guéri.

De l'examen microscopique de la tumeur, il résulte que la paroi de la cavité purulente est revêtue par place d'un épithélium cylindrique et contient de nombreuses cryptes glandulaires tapissées d'un épithélium semblable. Des fragments, du lambeau enlevé à la pointe de la langue sont mis à durcir dans de l'alcool absolu. Les parties latérales de ces fragments reconnaissables à leur peu d'épaisseur, correspondent aux sections pratiquées par l'instrument tranchant, tandis que les deux autres faces représentent, l'une la muqueuse linguale, l'autre la paroi de la cavité purulente. Ces fragments sont coupés en tranches minces, perpendiculaires à la surface de la muqueuse, et comprennent par conséquent la coupe de la muqueuse du corps charnu de la langue et de la paroi de la cavité purulente. Les coupes colorées au picro-carminate d'ammoniaque sont montées dans la glycérine. Examinées à un faible grossissement elles permettent de s'orienter facilement.

La muqueuse linguale se présente d'abord avec ses caractères normaux : peut-être cependant les papilles ont elles un volume réduit. Immédiatement au-dessous, se montre la couche musculaire. Les fibres musculaires, coupées les unes en travers, perpendiculairement à leur axe, les autres suivant un plan plus ou moins oblique, semblent normales. Toutefois, il faut reconnaître que les faisceaux musculaires sont moins rapprochés que sur une langue saine : il y a une prolifération notable du tissu interstitiel, prolifération qui s'accentue à mesure qu'on s'éloigne de la muqueuse. Les vaisseaux sont nombreux. Leur diamètre est assez considérable. L'épaisseur de la paroi est augmentée, cette augmentation portant particulièrement sur la couche musculaire. A la périphérie des vaisseaux, on constate la présence d'une couche annulaire de tissu conjonctif assez dense. En approchant de la paroi de l'abcès, on trouve le tissu conjonctif infiltré de cellules jeunes : celui-ci est de plus en plus abondant, et les fibres musculaires deviennent de plus en plus rares. La paroi de la cavité purulente est anfractueuse ; elle offre une série de petites dépressions, assez rapprochées en certains points. Cette paroi se compose de deux zones dont la coloration présente une différence tranchée. La plus profonde, celle qui touche à la couche musculaire, est sainement colorée en rouge. Elle se continue d'une façon insensible avec la couche sous-jacente. Entre elle et la couche superficielle, celle qui forme la paroi immédiate de la cavité, existe une ligne de démarcation beaucoup plus nette. Cette dernière est pour ainsi dire incolore, ou plutôt offre une teinte intermédiaire entre le jaune et le brun très clairs. Elle n'est pas continue et n'existe nettement que dans les dépressions du bord : sur le bord même, on ne la trouve que par intervalles. Avec un fort grossissement, on reconnaît que la zone profonde, vivement colorée, est constituée par du tissu conjonctif, infiltré d'éléments embryonnaires, présentant tous les signes d'une inflammation assez intense. La zone superficielle est composée de cellules épithéliales, faciles à étudier dans les cryptes. Ces cellules sont cylindriques : leur hauteur égale 8 à 10 millièmes de millimètre. Du côté où elles sont implantées, elles se terminent par une pointe conique latéralement déviée. Leur extrémité libre forme un plateau, sur lequel il est impossible de reconnaître la présence de cils vibratiles. Leur protoplasma est trouble, très granuleux. Quelques-unes contiennent une masse légèrement colorée en rose, un noyau peu distinct plus rapproché du point d'implantation que de l'extrémité libre. En dehors des cryptes, les cellules ne se rencontrent qu'en certains points : leurs caractères sont beaucoup moins nets. Il semble qu'on ait affaire plutôt à des débris de cellules encore adhérents à la paroi qu'à des cellules intactes. Dans les intervalles de ces plaques épithéliales, le bord est formé par la zone embryonnaire. Les fragments excisés présentent une disposition analogue. *En résumé*, les préparations montrent du tissu lingual fortement enflammé. La paroi de la cavité purulente est revêtue par places d'un épithélium cylindrique, et contient de nombreuses cryptes glandulaires tapissées d'un épithélium semblable. Ces constatations permettent d'écarter d'une façon absolue l'idée d'un abcès ordinaire de la langue, aussi bien que celle d'un abcès froid.

Observation II de WRIGHT (in *Thèse* de CAZE). — *The medical Record*, 1885. — La malade est une fille de 6 ans, bien développée. A la naissance, la langue était un peu plus large qu'à l'état normal, et projetée légèrement hors de la bouche, ce qui n'empêcha pas la succion. L'enfant prospéra jusqu'à l'âge de 2 ans. A ce moment, la langue commença à grossir très rapidement, et en peu de mois, prit de telles proportions, qu'elle ne pouvait plus être ramenée en arrière des arcades dentaires qu'avec la plus grande difficulté. Le langage devint inintelligible pour tous, excepté pour la mère de l'enfant. La mastication est impossible depuis un an et demi : l'alimentation est exclusivement liquide.

A l'examen fait le 3 avril 1884, l'enfant a 6 ans, elle se porte bien. La langue fait, hors de la bouche, une saillie de 4 pouces 1/2 au-delà des incisives et mesure 5 pouces de circonférence. Sa surface est couverte de squames larges, épaisses et brunâtres. La salive s'écoule constamment de la bouche. La parole est très altérée. Par un grand effort, la langue peut être rentrée, et les lèvres fermées, mais habituellement, elle pend sur le menton, comme le montre la figure. Au toucher, la tumeur semble solide, mais une sensation de fluctuation, indistincte près du centre, fait penser à un kyste. La mâchoire inférieure est déformée. Si la langue est retirée, et les molaires mises en contact, les incisives supérieures et inférieures sont séparées par un intervalle d'un pouce et demi. Les dents de la mâchoire inférieure, surtout les incisives et les canines, sont placées très irrégulièrement. Quelques-unes ont été expulsées de leur alvéole, d'autres sont situées presque horizontalement avec leur bord tranchant projeté en avant. Toutes sont couvertes d'une couche épaisse de tartre.

Le 2 avril 1884, la malade étant éthérisée, deux fortes aiguilles légèrement courbes portant une double ligature de soie, furent passées à travers la base de la langue. On enlève les aiguilles, et on noue chacun des fils, de façon à serrer chacune des deux moitiés latérales de la langue, comme moyen d'hémostase. Une incision fut faite sur la face supérieure de la tumeur. Il en sortit environ 3 onces d'un liquide épais, jaunâtre, *purulent*. En introduisant le doigt dans la cavité, on sent que les parois sont formées par une paroi épaisse. Comme la langue était exubérante, même après que le kyste eût été vidé de son contenu, on l'amputa au niveau des incisives. On fit une incision antéro-postérieure, et on disséqua ensuite la partie postérieure du kyste. Les vaisseaux furent liés avec de la soie phéniquée fine. Les ligatures temporaires à travers la base de la langue furent enlevées, et les bords de la plaie réunis par quelques points de suture. Guérison rapide. Deux semaines après, on enlève la première molaire permanente de chaque côté de la mâchoire inférieure, pour permettre aux dents antérieures de se rapprocher.

Le 18 mai. — Depuis l'opération, la malade a porté un bandage mentonnier attaché au sommet de la tête, dans le but de relever le menton abaissé. Les lèvres peuvent maintenant se fermer avec facilité ; la parole est normale.

Au mois de février de l'année suivante, les incisives temporaires sont tombées, les dents permanentes ont pris leur place. Elles sont larges, régulières, fortes et en contact, quand la bouche est fermée.

Observation III (in *Thèse* de Morisot). — Madame X..., âgée de 45 ans, vient me consulter au mois d'août, de l'année 1897, se plaignant de douleurs vives dans le côté droit de la langue, d'une certaine gêne dans les mouvements, qu'elle attribue à une piqûre de coquillage qu'elle aurait mangé ces jours derniers au bord de la mer, où elle est en villégiature.

Mme X... ne présente aucune espèce d'antécédents héréditaires ou morbides, elle n'est nullement susceptible du côté de la gorge, pas plus que du côté de la langue. Ce dernier organe, s'est depuis quelques jours tuméfié, et, actuellement, le gonflement est douloureux, ce qui la décide à venir me consulter. Au moment où elle se présente à mon examen, je constate d'abord que la langue est mobile dans sa totalité, car la malade peut facilement la tirer au dehors; toutefois, ce mouvement est un peu douloureux.

A l'examen, j'aperçois du côté droit, dans le point correspondant environ à la première grosse molaire inférieure, une saillie arrondie, lisse à sa base, rouge, parfaitement circonscrite, entourée de tissu sain et nullement indurée. La pression, au niveau de la partie saillante, est douloureuse et la région parait indurée, sans traces de fluctuation bien nette,

Malgré l'absence de tout antécédent, je crus d'abord à une infiltration gommeuse de la langue, avec laquelle cette lésion avait les plus grands rapports; je prescrivis même une solution biiodurée et un gargarisme iodé que la malade devait prendre pendant trois jours; puis, après ce laps de temps, elle devait venir à nouveau me montrer sa langue. Lorsqu'elle revint après ce délai, les symptômes ne s'étaient pas amendés, mais la tuméfaction avait plutôt augmenté et on trouvait toujours dans le même point une tumeur très saillante, ayant environ le volume d'une petite amande globuleuse, présentant cette fois, dans son centre, un point qui me parut nettement fluctuant. J'incisai alors le milieu de la tumeur avec le galvano-cautère, et immédiatement s'écoula une certaine quantité de pus jaunâtre, bien lié, non fétide.

J'écouvillonnai le fond de la plaie avec une solution de chlorure de zinc et très rapidement les symptômes s'amendèrent. Je n'ai pas besoin de dire que je supprimai la solution biiodurée prescrite trois jours auparavant, pour la remplacer purement et simplement par un gargarisme émollient, et quelques jours après, toute trace de tuméfaction avait complètement disparu. La malade me montra sa langue un mois plus tard, elle était complètement guérie, ne portant aucune trace de l'inflammation suppurative passagère dont elle venait d'être atteinte. Depuis cette époque, elle s'est toujours bien portée et n'a jamais eu rien de semblable.

Observation IV (due à l'obligeance de M. le docteur Arrou, chirurgien des hôpitaux. *Inédite*). — V..., 23 ans, bonne santé ; antécédents héréditaires et personnels nuls...

Trois jours après la naissance, les parents s'aperçoivent que leur enfant présente à la partie supérieure et médiane de la langue et à un centimètre et demi de son bout libre, une tumeur ronde, indolore, de la grosseur d'un pois. Cette tumeur n'a pas gêné la fonction physiologique de l'organe. Les parents, inquiets, consultent leur médecin qui leur conseille de laisser les choses dans l'état actuel.

Cependant avec l'âge, la tumeur prend des proportions de plus en plus grandes et finalement atteint le volume d'une grosse noisette.

Quelque temps avant le départ de M. V... pour le régiment, la tumeur paraît sensible, quoique peu douloureuse. La langue paraît plus grosse ; la gêne devient plus grande.

Au régiment, le jeune homme semble éprouver une soif continuelle ; sa langue devient le siège d'une irritation incessante.

Quelque temps après le retour de M. V... dans ses foyers, en novembre 1896, la tumeur disparaît tout d'un coup pendant la nuit. La tumeur a dû se vider spontanément et, sans aucun doute, M. V... a avalé son contenu pendant son sommeil.

Dès le lendemain, M. V... est pris d'une violente gastro-entérite qui résiste au traitement institué à cet effet et qui cesse cependant vers la fin de janvier. Il est infiniment probable que M. V... a présenté des symptômes d'intoxication due à l'absorption du contenu de la tumeur linguale. Jamais, et en aucun moment, M. V... n'a présenté de signes d'urticaire ; à la place de la tumeur, il n'y a ni plaie, ni fistule. Seule une espèce de plaque indurée indiquait son siège.

Vers le 12 ou le 18 juin 1897, la tumeur reparaît presque brusquement et en quelques jours atteint de plus grandes dimensions que celles qu'elle avait auparavant. La langue s'enflamme et ne peut plus être contenue dans la bouche.

Le docteur Arrou, appelé en consultation, et en présence de la dyspnée légère qui fatigue le malade, fixe l'opération au lendemain matin.

Dans la nuit du 18 au 19, la tumeur s'ouvre légèrement et laisse sourdre quelques gouttes de pus verdâtre. Le malade est soumis à l'action du chloroforme. Dès que le sommeil anesthésique est assez profond, on passe un fil de soie au travers de la langue afin de pouvoir l'attirer plus commodément au dehors.

Une incision au bistouri, assez profonde, est pratiquée sur la ligne médiane. Elle donne issue à un flot de pus grumeleux et séreux. Une fois le pus évacué, on curette les parois de l'abcès avec la curette de Wolkmann, puis on les touche énergiquement au chlorure de zinc en solution au 1/10. — Nouvel attouchement à l'eau bouillie pour enlever l'excès de zinc. On comble la cavité de l'abcès avec une mèche étroite de gaze iodoformée fortement tassée. L'intervention a duré moins de dix minutes.

Le pansement quotidien consiste à retirer la mèche et à la changer ; mais dès le premier jour, les parois de l'abcès incisé ne laissent pas sourdre la moindre goutte ni de pus ni de sérosité. Le malade fait de fréquents lavages de la bouche avec une solution au chloral à 2/100.

Résultats de l'opération. — Le malade a guéri en moins de dix jours, et depuis l'opération n'a pas eu la moindre tentative de récidive.

A la place de la tumeur se trouve un petit sillon linéaire produit par la cicatrice, mais sans la moindre trace d'induration.

Observation V. (Inédite ; due à l'obligeance du Dr Arrou, chirurgien des hôpitaux). — Mme R..., 31 ans. Bonne santé ; antécédents héréditaires nuls.

Vers le mois de mai 1895, Mme R..., s'est aperçue de la présence, à la partie dorsale et médiane de la langue, et à un centimètre de son bout, d'une grosseur du volume d'une noisette, ronde et indolore. Elle n'y attache pas une grande importance, car à aucun moment, la tumeur ne l'a gênée en quoi que ce soit.

Cependant, la tumeur se développe peu à peu vers le plancher de la bouche, du côté du frein de la langue. Le développement de la tumeur se fait sans causer à la malade la moindre douleur ; cependant, les fonctions physiologiques de la langue, commencent à s'accomplir avec plus de difficulté.

Il y a environ huit mois, à la suite d'une poussée inflammatoire, provoquée par une cause indéterminée, la tumeur prend brusquement des proportions de plus en plus grandes. Elle s'enfonce de plus en plus vers le plancher de la bouche, entre les génio-glosses, et tout d'un coup s'entrouve à la face dorsale de la langue et au niveau de la ligne médiane. Par la petite ouverture qui s'est spontanément produite, la tumeur laisse sourdre un liquide purulent qui s'écoule goutte à goutte. Les accidents inflammatoires se calment et il s'établit une fistule qui depuis lors ne s'est jamais fermée. D'ailleurs, la présence de cette fistule n'a jamais causé ni la moindre gène ni la moindre douleur.

Enfin, au mois d'août 1897, la malade se décide à aller voir le Dr Arrou qui lui conseille vivement de se faire opérer. L'opération a lieu le 27 août.

La chloroformisation est facile, et dès que l'anesthésie est obtenue, on attire la langue hors de la cavité buccale à l'aide d'un fil passé au travers de son épaisseur. Large incision à la partie supérieure de la tumeur. Il s'écoule un flot de pus grumeleux.

Le doigt, introduit dans l'incision jusqu'au fond de la tumeur, descend jusqu'au plancher de la bouche, il ne va pas toutefois jusqu'aux apophyses géni. La poche était tellement profonde que le chirurgien s'est demandé s'il ne devait pas pratiquer une contre-ouverture à la région sus-hyoïdienne, afin de faciliter l'écoulement des liquides. Si l'on avait eu affaire à un homme au lieu d'une femme, la contre-ouverture eût été faite d'emblée. Les parois de la poche ont été détruites à l'aide de la curette de Wolkmann, puis énergiquement cautérisées avec une solution de chlorure de zinc au 1/10. La cavité qui résulte de l'abcès est comblée avec une mèche étroite de gaze iodoformée fortement tassée. La malade se lave fréquemment la bouche avec une solution de chloral à 2/100.

Dès le premier pansement, qui a lieu le lendemain de l'opération, la poche semble sèche et paraît se combler avec une telle rapidité qu'il faut décoller les lèvres de la plaie par crainte d'un clapier sous-jacent.

La guérison s'est opérée avec une rapidité extraordinaire, et au bout de 8 à 10 jours on n'apercevait plus, à la face dorsale de la langue et sur la ligne médiane, qu'une cicatrice linéaire marquant la place de l'incision.

CONCLUSIONS

I. Il existe des collections purulentes enkystées de la langue, qu'il faut bien distinguer des suppurations du même organe.

II. Ces collections ont pour origine la suppuration des kystes de diverse nature qui se développent dans la langue, tels que : kystes dermoïdes, glandulaires, muqueux, hydatiques, séreux, et grenouillettes....

III. Ces collections constituent une affection bénigne.

IV. Divers modes de traitement leur sont applicables ; mais toutes les fois qu'on le pourra, la tumeur devra être abordée par la voie buccale et traitée par une large incision et par un curettage à l'aide de la curette de Wolkmann.

BIBLIOGRAPHIE

MAISONNEUVE. — *Thèse* de concours. Paris, 1848. Des tumeurs de la langue.

BARTH (H.). — *Bulletin de la Soc. méd. des Hop.*. Paris (25 novembre 1887, p. 442).

BLANDIN. — Art. *Langue* du *Dict. de Méd. et de Chir. prat.*, Paris, 1834, T. XI.

A. VERNEUIL, — *Bull. de la Soc. anat.*, 1852, p. 103, 1853, p. 8.

BOCHDALECK. — *Œsterr Zeitschrift für Heilkunde*, Vienne, 1866, t. XII.

VERCHÈRE et DENUCÉ. — *Bull. de la Soc. anat.*, 1885, p. 467.

CHASLIN. — *Ibid.*, 1886, p. 81. *Progrès méd.*, 1886, p. 227.

W. WRIGHT. — *Med. Rec. New-York*, 1885, t. I, p. 467.

LANNELONGUE et ACHARD. — Traité des kystes congénitaux, 1886, p. 416.

DUPLAY et RECLUS. — Traité de chirurgie. Article *Langue*.

BARKER. — *Transactions of the clinical soc. of London*, 1883, p. 215.

BAZY. — *Bulletin de la Société de chirurgie*. 1891.

CRUVEILHIER. — *Bulletin de la Société anat.*, 1862.

GEHÉ. — *Thèse* de Paris, 1882.

GÉRARD-MARCHAND. — *Bulletin de la Société anat.*, 1886, p. 653.

— — *Bulletin de la Société de chir.*, 1891, p. 26.

NEUMANN. — *Archiv. für Klinische Chirurgie*, 1877.

Nicaise. — *Bull. de la Soc. de chirurgie*, 1881, p. 498.

Reclus. — *Gazette Hebdomadaire*, 1887, p. 75.

Tillaux. — Traité de chirurgie clinique, t. I.

— — Anatomie topographique (p. 323).

Cusset. — Etude sur l'appareil branchial des vertébrés et quelques affections qui en dérivent chez l'homme (*Thèse* Paris, 1877, p. 27).

Poncet. — *Bull. de la Soc. de chir.*, 1886, p. 455.

Broca. — Traité des tumeurs (t. II, p. 12, Paris).

Morisot. — Des abcès aigus de la moitié antérieure de la langue (*Thèse* de Bordeaux, 1897).

Le Mans. — Typ. Ed. Monnoyer. — Janv. 98.

www.ingramcontent.com/pod-product-compliance
Lightning Source LLC
LaVergne TN
LVHW012012160826
845678LV00002B/790

* 9 7 8 2 3 2 9 6 7 0 2 0 1 *